CONTRIBUTION A L'ÉTUDE

DES

PLAIES PÉNÉTRANTES

DE L'ABDOMEN

PRODUITES PAR LES ARMES A FEU

PAR

Auguste BRÉTHES
Docteur en médecine de la Faculté de Paris
Ancien médecin de la marine

PARIS
A. PARENT, IMPRIMEUR DE LA FACULTE DE MEDECINE
29-31, RUE MONSIEUR-LE-PRINCE, 29-31.

1879

CONTRIBUTION A L'ÉTUDE

DES

PLAIES PÉNÉTRANTES

DE L'ABDOMEN

PRODUITES PAR LES ARMES A FEU

PAR

Auguste BRÉTHES
Docteur en médecine de la Faculté de Paris
Ancien médecin de la marine

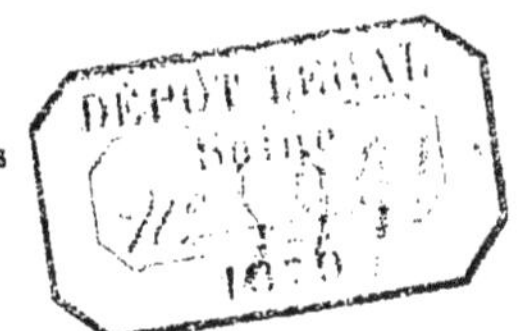

PARIS
. PARENT, IMPRIMEUR DE LA FACULTE DE MEDECINE
29-31, RUE MONSIEUR-LE-PRINCE, 29-31.

1879

A MON PERE, A MA MERE

Faible témoignage de ma vive reconnaissance.

A MES FRÈRES, A MA SŒUR

A MES NEVEUX

A MON PRÉSIDENT DE THÈSE

M. LE PROFESSEUR GUYON

A MES JUGES

A TOUS MES MAITRES

CONTRIBUTION A L'ÉTUDE

DES

PLAIES PÉNÉTRANTES DE L'ABDOMEN

PRODUITES PAR LES ARMES A FEU

AVANT-PROPOS.

Parmi les plaies pénétrantes de l'abdomen, celles produites par les armes à feu ont particulièrement fixé notre attention et nous serviront de texte au modeste travail que nous entreprenons pour notre thèse. La mortalité due à ces terribles engins est tellement effrayante, que la statistique fournie par la guerre d'Amérique, et qui est la plus large, nous donne un chiffre de 3,690 plaies pénétrantes de l'abdomen par armes à feu, avec ou sans désignation de lésions viscérales, et sur ce nombre on compte 3,015 morts, ou environ 80 p. 100. Cette proportion, comme on le voit, est considérable.

Après l'historique du sujet qui nous occupe et l'exposé succinct de ses diverses variétés de lésions, nous avons, dans notre court travail, joint quelques observations qui prouvent jusqu'à quel point le pronostic si grave de ce genre de plaies doit cependant être réservé, puisque, alors que le sort du blessé semble fatal, on voit le malade échapper à une mort qui paraissait certaine !

Nous n'avons pas la prétention d'apporter un jour nouveau à cette étude déjà si magistralement traitée par les plus grands noms de la chirurgie. Notre but unique est de placer sous les yeux du praticien le tableau incomplet des règles qui doivent le guider dans les diverses variétés de lésions qui font l'objet de notre étude ; nous prions nos maîtres et nos juges de prendre en considération nos efforts.

HISTORIQUE.

PLAIES PÉNÉTRANTES DE L'ABDOMEN.

On désigne sous ce titre les solutions de continuité qui intéressent toute l'épaisseur des parois de l'abdomen. La plupart des auteurs modernes subdivisent les plaies pénétrantes de l'abdomen en plaies pénétrantes *simples* et *viscérales*, suivant que l'agent vulnérant traverse seulement toute la paroi abdominale y compris le péritoine pariétal, mais sans intéresser aucun des viscères, ou suivant qu'il atteint en même temps un des organes contenus dans l'abdomen. On comprend d'ailleurs que certains viscères incomplétement recouverts par le péritoine (cæcum, côlon, rein, vessie, utérus) puissent être blessés par un instrument traversant toute l'épaisseur des parois abdominales sans que la cavité péritonéale soit ouverte. Ces faits sont rares, il est vrai, mais quelle que soit la nature de la lésion, le fait seul de la pénétration donne lieu à un ensemble de phénomènes cliniques communs, et devient souvent le point de départ d'accidents qu'il importe d'étudier d'une manière générale avant d'aborder la description des diverses variétés de plaies pénétrantes.

Après avoir jeté un coup d'œil sur la symptomatologie, le diagnostic, le pronostic et le traitement des plaies de l'abdomen, envisagées d'une manière générale, nous décrirons quelques complications communes à la plupart de ces plaies, et nous terminerons par l'étude de chaque variété.

Symptomatologie. — Les symptômes généraux qui caractérisent tous les grands traumatismes s'observent à un haut degré dans les plaies pénétrantes de l'abdomen ; tels sont : la pâleur de la face, le refroidissement des extrémités, l'affaiblissement ou la disparition du pouls, la syncope, sans oublier la douleur qui est beaucoup plus accusée quand un viscère est atteint. L'hémorrhagie est proportionnée à la vascularité de l'organe blessé : tantôt elle est extérieure ou intérieure, quelquefois des deux côtés à la fois. La première est parfois si grave qu'elle domine la scène et fait courir des dangers de mort au blessé. La seconde n'est pas moins terrible, et parce qu'elle est moins soupçonnée et moins accessible aux secours immédiats, et encore par les désordres qu'elle peut produire dans le voisinage en y occasionnant une inflammation qui vient s'ajouter aux accidents primitifs.

Toute plaie pénétrante de l'abdomen, pour peu qu'elle ait une certaine étendue, peut donner issue à un ou plusieurs des organes contenus (épiploon, intestin). Tantôt l'organe qui vient faire hernie entre les lèvres de la solution de continuité est intact, tantôt il a été lui-même atteint par l'agent vulnérant. Mais, dans tous les cas, on comprend que l'existence de cette complication rende évidente la pénétration.

Enfin, en l'absence de ce symptôme, on peut voir s'écouler par la blessure des parois une certaine quantité de liquides dont la nature indique avec certitude la lésion de l'organe qui les contient (liquide stercoral, bile, urine).

Diagnostic. — Tous les auteurs s'accordent à reconnaître la difficulté de diagnostic des plaies pénétrantes de l'abdomen, et plus particulièrement des plaies par armes à feu. La hernie de l'un des viscères, l'issue à l'extérieur des matières contenues dans le tube digestif ou dans d'autres réservoirs (bile, urine), constituent les seuls signes véritablement pathognomoniques de l'ouverture de la cavité péritonéale et de la blessure d'un organe de l'abdomen. Cependant, le trajet parcouru par la balle, la présence d'une ou de plusieurs ouvertures, la situation de celles-ci, l'existence de symptômes particuliers (hématémèse, hématurie, entérorrhagie, ictère, etc.), pourront établir de fortes présomptions, non-seulement en faveur de l'existence d'une plaie pénétrante, mais encore en faveur de la blessure de tel ou tel viscère (1).

Quant au cathétérisme de la plaie à l'aide de sondes et de stylets, dans le but de s'assurer de la profondeur de la blessure, tous les auteurs s'accordent aujourd'hui pour le proscrire d'une manière à peu près absolue comme inutile et dangereux; on serait tout au plus autorisé à y avoir recours dans les cas où l'on soupçonnerait la présence d'un corps étranger, ou

(1) Follin et Duplay, t. V, p. 753.

des débris osseux détachés par le projectile (obs. VIII).

Enfin, après une notion aussi exacte que possible sur la direction et la profondeur de la plaie, il sera permis, d'après le siége qu'elle occupe, et en faisant appel aux connaissances que nous possédons sur la topographie des organes abdominaux, de présumer celui d'entre eux qui a été atteint.

Pronostic. — Le pronostic des plaies pénétrantes de l'abdomen par armes à feu d'une manière générale est d'une extrême gravité. La statistique fournie par la guerre d'Amérique, et qui est la plus large, nous donne un chiffre de 3,690 plaies pénétrantes de l'abdomen par armes à feu, avec ou sans désignation de lésions viscérales, et sur ce nombre on compte 3,015 morts, ou environ 80 p. 100.

Traitement. — Dans le traitement des plaies pénétrantes de l'abdomen, le chirurgien s'appliquera à suivre les trois indications principales qui suivent : 1° combattre l'état d'affaissement du blessé, le refroidissement, la tendance syncopale, etc.; 2° mettre la plaie dans les conditions les plus favorables à la guérison ; 3° prévenir ou combattre les complications.

La première indication sera remplie à l'aide des moyens thérapeutiques mis en usage dans tous les cas de traumatismes graves : situation horizontale, excitants divers, externes et internes, etc. Inutile de proscrire sévèrement la saignée.

Le premier soin local sera de réprimer l'hémorrhagie. Lorsque le sang s'écoule à l'extérieur, on devra en rechercher la source, et, si le vaisseau blessé est considérable, il faudra, même au prix d'un débridement convenable, s'assurer de lui par une ligature. L'hémorrhagie interne sera traitée par les ressources fournies par la thérapeutique médicale, et on exercera sur l'abdomen une douce compression. A moins de complication, on aura soin de procéder à l'occlusion de la plaie au moyen d'agglutinatifs; si cependant la plaie est d'une certaine étendue, la suture est indispensable, en ayant soin de comprendre le péritoine pariétal dans l'anse du fil, afin d'adosser la séreuse à elle-même et de favoriser l'occlusion rapide de la cavité péritonéale.

D'après le conseil donné par Longmore (1), il faut apporter les plus grands ménagements dans le transport des blessés atteints à l'abdomen par un coup de feu, et il serait bon avant même d'entreprendre ce transport de leur administrer une large dose de morphine par la méthode sous-cutanée.

Quant au repos absolu sur le dos avec les cuisses fléchies sur le bassin, la diète, l'administration de l'opium à haute dose par la voie stomacale, ou mieux hypodermique, nous aurons ajouté les applications réfrigérantes sur l'abdomen, nous aurons complété les indications du traitement en prévenant les complications inflammatoires.

On conçoit à peine comment une balle peut pénétrer dans l'abdomen sans blesser aucun viscère et sans déterminer d'accidents fâcheux. On a cependant noté

(1) Holme's system of surgery, t. II, p. 209.

des exemples de blessés qui ont eu cette région du corps traversée par une balle sans qu'il soit survenu d'accidents sérieux (voir notre obs. VIII). Quelques exemples de plaies pénétrantes simples par balles sont rapportés dans l'*Histoire chirurgicale de la guerre d'Amérique.* Beck a observé durant la guerre franco-allemande sept cas de plaies par balles sans lésions des viscères. Otis (*Surgical History*, p. 40) rapporte le fait d'un homme atteint d'une balle qui lui traversa l'abdomen d'avant en arrière, qui ne présenta aucun accident grave et guérit rapidement. Six ans plus tard, ce même blessé étant mort du choléra, on constata l'existence de cicatrices sur trois points du jéjunum. Pendant le siége de Paris, M. Bérenger-Féraud, alors médecin principal de la marine et chargé d'un service au Val-de-Grâce, rapporte dans *Montpellier médical* (novembre 1871) l'observation de deux de ses malades qui ont eu manifestement des plaies pénétrantes de l'abdomen sans accidents consécutifs. L'un de ces faits a été prouvé par l'autopsie, le sujet étant mort d'une pneumonie intercurrente. Les plus grands noms de la science chirurgicale, Larrey, Boyer, Dupuytren, Nélaton, se rallient à cette opinion qui n'a trouvé de contradicteur qu'auprès de Malgaigne (*Anat. chirurg.*, 2e édit., t. II, p. 325).

A notre avis, il nous semble que la pénétration d'une balle dans l'abdomen est susceptible de désordres tellement variables que formuler des règles précises, absolues à cet égard paraît un peu téméraire. Aussi croyons-nous que pour savoir si une plaie est ou n'est pas pénétrante, il est bon d'attendre l'apparition des accidents qui ne tardent pas du reste à se produire, les recherches auxquelles on devrait se livrer pour se former une opinion étant très-dangereuses, et les indications à remplir étant les mêmes dans les deux cas.

Symptômes des plaies pénétrantes de l'abdomen. — Comme symptômes des plaies pénétrantes on a signalé : la douleur habituellement plus vive, poignante, s'irradiant soit vers la cuisse, soit vers les épaules, suivant que l'abdomen a été frappé au-dessus ou au-dessous de l'ombilic, s'accompagnant d'une sensation d'effroi, de pâleur de la face, de refroidissement des extrémités, quelquefois de nausées, de vomissements (Denucé, *Dict. de méd. et chirurg. prat.*), d'une teinte ictérique du visage (A. Fort).

ACCIDENTS CONSÉCUTIFS ET COMPLICATIONS.

1° *Péritonite.* — Le premier et le plus commun de tous, celui qui domine toute l'histoire clinique des plaies de l'abdomen, est l'inflammation péritonéale qui est déterminée soit par la lésion directe du péritoine, soit par l'inflammation des viscères blessés, soit par l'épanchement de liquides d'économie (sang, bile, urine), soit par la présence irritante de corps étrangers : balles, parties de vêtements, d'équipement. Les principaux symptômes de cette redoutable affection sur lesquels nous ne nous étendrons pas sont : le frisson initial, des douleurs très-vives, le ballonnement du ventre, des hoquets, des nausées, des vomissements, l'aspect grippé de la face, la fièvre, le petitesse et la concentration du pouls (voir obs. I).

Les accidents de la péritonite sont souvent très-rapidement mortels (de huit heures à quatre ou cinq jours), surtout si elle est généralisée et prend un caractère suraigu. Si elle reste localisée on a plus de chances de la combattre avec succès et de la voir se terminer assez rapidement par résolution, comme dans notre observation I (il se fait alors une exsudation plastique de la séreuse, et consécutivement des adhérences salutaires), ou donner lieu à un abcès circonscrit qui reste enkysté ou s'ouvre soit au dehors, soit dans un des organes creux de l'abdomen.

Quelquefois enfin elle passe à l'état chronique.

Hémorrhagies. — L'hémorrhagie est la plus grave complication des plaies par armes à feu, car si un vaisseau interne important a été atteint, l'hémorrhagie, absolument au-dessus des ressources de l'art, peut être foudroyante, et la mort presque instantanée (voir obs. II, III). Si le projectile n'a lésé qu'un petit vaisseau, il se fera un épanchement plus ou moins abondant et plus ou moins rapide. Voici alors ce qui se produit d'après Dezeimeris, Dict. 30 vol. :

« Si le sang coule goutte à goutte d'un petit vaisseau, et qu'il tende à se concréter, l'écoulement s'arrête presque aussitôt. Les tissus mobiles environnants s'appliquent autour du foyer et l'emprisonnent. S'il sort d'un gros vaisseau, il s'insinue entre les viscères, et la portion pariétale du péritoine se dirige dans le sens où le pousse la réaction des muscles, des viscères, cède plus ou moins vite aux lois de la pesanteur et se dépose dans le bassin ou vers les côtés du ventre. »

La présence de cet épanchement peut alors déterminer des accidents inflammatoires mortels (observation IV), ou la formation d'abcès profonds, de phlegmons des fosses iliaques (observation V), qui mettent également en danger les jours du malade. Dans les cas les plus heureux la résorption peut se faire.

Les signes de l'hémorrhagie abondante sont : la pâleur de la face et des téguments, le refroidissement général, la petitesse du pouls, la syncope, le développement de l'abdomen. Ces symptômes peuvent, cependant, faire défaut lorsque le sang s'écoule lentement. M. le professeur Guyon (Dictionnaire encyclopédique des sciences médicales, t. I, p. 171) cite un cas dans lequel l'épanchement ne fut reconnu qu'à l'autopsie : il s'agissait, il est vrai, de la blessure d'une des ramifications de l'artère mésentérique par un coup de baïonnette.

3° *Corps étrangers*. — Une balle, une partie d'équipement (boutons, morceaux de giberne, de bidon, de vêtements etc.), étant perdues dans l'abdomen, doit-on les y abandonner, ou doit-on aller à leur recherche ? D'accord avec Baudens, M. Legouest est partisan de l'intervention chirurgicale, basant son opinion sur ce que « la présence de ces corps étrangers détermine une péritonite rapidement mortelle ou bien des suppurations abondantes et de longue durée qui épuisent et emportent les blessés. » (Traité de chirurgie d'armée.) M. Denucé, partageant la même manière de voir, veut que cette recherche soit faite peu de temps après l'accident, alors qu'il n'existe pas encore des phénomènes inflammatoires réels.

MM. Fort, Verneuil, se prononcent pour l'expectative. Un certain nombre de chirurgiens considère avec Jobert de Lamballe la présence des corps étrangers au milieu de nos tissus comme inoffensifs. Cette manière de voir nous paraît en contradiction avec les faits observés, et c'est surtout pour ce qui est de la cavité abdominale que cette opinion nous paraît dangereuse. Une balle y ayant pénétré, si l'on ne trouve pas d'ouverture de sortie, c'est qu'elle est restée soit dans la cavité péritonéale, soit dans un des viscères, soit dans les tissus. Aussi, malgré les dangers de l'intervention chirurgicale, il ne faut pas hésiter à extraire immédiatement les corps étrangers dont la présence a été nettement reconnue. Cette pratique est généralement admise aujourd'hui, contrairement à celle de Ledran et de Percy, qui conseillaient de ne faire aucune tentative pour découvrir les projectiles perdus dans le ventre.

Néanmoins le chirurgien peut rester hésitant, car les exemples sont nombreux où la présence d'un corps étranger dans l'abdomen est parfois singulièrement tolérée et ne détermine aucun accident. Tel est le cas publié par Frébault (Journal de médecine, 1817, t. LX, p. 187). Ravaton (Traité des plaies,

p. 290) cite le fait d'un homme qui, seize jours après avoir reçu un coup de pistolet dans le ventre, rendit par l'anus un lingot de plomb. Notre observation VII présente un cas analogue. Nous pouvons rapprocher de ces faits ce que nous avons entendu M. le professeur Depaul nous dire dans ses leçons cliniques sur les avortements, à savoir qu'il a vu des malades rendre par l'anus des fragments d'os, ayant évidemment traversé l'intestin, sans amener d'accidents sérieux.

On comprend toutefois qu'il soit impossible de fournir aucune règle précise relativement au mode d'extraction des corps étrangers de l'abdomen. Cette opération devra être faite avec les plus grands ménagements, en évitant les incisions larges, en procédant avec douceur et sans secousses. (Follin et Duplay, t. V, fascicule 4, p. 717.)

Nous trouvons ces conseils trop sages pour ne pas nous y ranger; qu'il nous soit seulement permis d'émettre notre avis. Depuis les résultats merveilleux obtenus par le pansement de Lister, il nous semble qu'en présence des cas qui nous occupent, les chirurgiens pourraient entrer dans une voie plus franchement hardie, puisque tant d'accidents qui autrefois éclataient après les opérations se trouvent enrayés par l'application heureuse de ce nouveau mode de pansement !

LÉSIONS DES VISCÈRES.

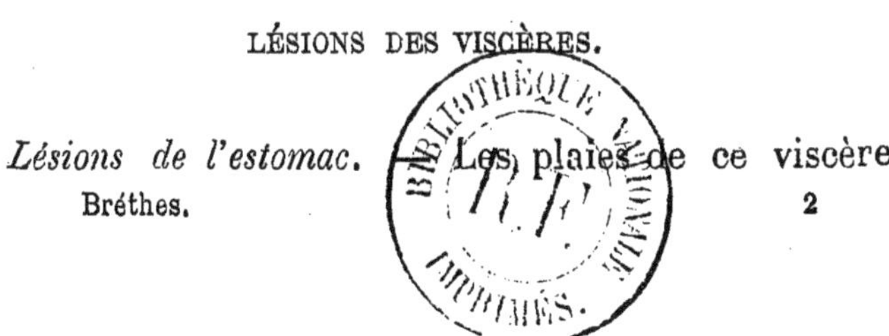

Lésions de l'estomac. — Les plaies de ce viscère

sont peu faciles à diagnostiquer en raison des mouvements dont il jouit pendant la digestion ou dans l'intervalle des repas. Elles sont la plupart du temps très-graves; un peu étendues, elles donnent passage aux matières alimentaires plus ou moins irritantes qui se répandent dans l'abdomen et y déterminent des accidents rapidement mortels : on voit apparaître des vomissements mêlés de sang, de la pâleur syncopale du visage et des horripilations : plus petites, produites par des projectiles divisés ou des grains de plomb, elles peuvent n'amener aucun accident: la muqueuse, dans ce cas, forme un bouchon obturateur ou bien la plaie petite est fermée par le contact du péritoine pariétal, ou encore d'une portion de l'épiploon (Jobert). Il se fait alors une exsudation plastique, il y a péritonite très-circonscrite, adhérences consécutives et guérison.

Dans l'immense majorité des cas, le pronostic des plaies stomacales est extrêmement grave. Ambroise Paré les regardait comme mortelles, « sauf les miracles que peut faire quelquefois la nature. » Percy et Larrey sont aussi alarmants. Otis, sur 60 cas de plaies de l'estomac par armes à feu observées durant la guerre d'Amérique, ne compte qu'un seul cas authentique de guérison. Si l'estomac blessé *fait hernie* à l'extérieur, on y pratique une suture; cependant s'il s'agit d'une plaie contuse, mieux vaut réunir la plaie stomacale à la plaie abdominale et attendre que la guérison se fasse par une fistule stomacale. Si l'estomac blessé est resté dans l'abdomen, et qu'on pense avoir affaire à une plaie étroite, on prescrit le repos absolu, l'abstinence presque complète d'aliments et de boissons, l'opium, des fragments de glace. Si la plaie est large, on ménage une suture, ou l'on établit une fistule de crainte d'un épanchement toujours fatal.

Intestin grêle. — Cette partie du tube digestif est fréquemment blessée, on le comprend aisément, à cause de sa longue étendue et de la situation superficielle de ses nombreuses circonvolutions. Les principaux symptômes de cette lésion sont: les selles sanguinolentes, l'anxiété, le refroidissement des extrémités, la tympanite due à la sortie des gaz de la cavité intestinale (Jobert), la sortie par la plaie de chyme ou de matières fécaloïdes. Ces plaies produites par les balles sont souvent assez limitées pour qu'il n'y ait pas lieu d'agir directement sur l'intestin. C'est la conduite qui a été tenue dans nos observations, les malades ont guéri, les lésions de l'intestin s'étant cicatrisées d'elles-mêmes par épanchement plastique. Dans d'autres cas, l'intestin blessé s'abouche avec la plaie abdominale, et verse au dehors les matières qu'il renferme; cette fistule intestinale a reçu le nom d'*anus contre nature*. Mais, outre la fréquence d'autres lésions viscérales, ces plaies se compliquent fréquemment d'hémorrhagies, d'épanchements péritonéaux, de péritonite, et ce sont ces complications qui enlèvent le blessé.

Si l'*intestin blessé est hors de l'abdomen*, on fixe la plaie de l'intestin à la plaie abdominale, et l'on établit ainsi un *anus contre nature*, ou bien l'on ferme la plaie de l'intestin par une suture.

Si l'épiploon est sain et fait hernie, on le réduit sinon, on le fixe hors de l'abdomen, où il va contracter des adhérences avec les lèvres de la plaie s'enflammer, s'effacer peu à peu, en ne laissant après lui qu'un tubercule rougeâtre que l'on peut exciser.

Si l'*intestin blessé est resté dans le ventre*, suivant que la plaie semble étroite et qu'il n'éclate pas de signes d'épanchement péritonéal, on peut rester dans l'*expectation*, en conseillant le repos, la diète, l'opium et les applications de glace ; mais si la plaie est large et qu'il survienne un épanchement, on élargit l'ouverture abdominale, on attire l'intestin au dehors, on le ferme par une suture au *catgut*, et après avoir injecté doucement de l'eau tiède dans le péritoine pour le nettoyer des matières qui ont pu s'y répandre, on réduit l'intestin. Verneuil et Lucas Championnière ont obtenu d'excellents résultats à l'aide de ce procédé.

Gros intestin. — Le gros intestin, plus fixe que l'intestin grêle, est très-souvent atteint par les balles. Le *cæcum en particulier* est assez fréquemment lésé. Sa disposition anatomique fait que les épanchements de matière stercorale dans la cavité abdominale se font moins facilement que lorsque d'autres parties du tube digestif sont ouvertes. En effet, le péritoine ne le recouvrant qu'en partie, celle qui n'en est pas pourvue peut être blessée sans que la matière stercorale se trouve en contact avec la surface péritonéale. L'écoulement de cette matière se fait alors au dehors, soit à l'aine, soit au flanc, ou dans la fosse iliaque externe, si l'os iliaque a été traversé, ainsi que cela s'est vu souvent. Alors ces malades guérissent assez facilement, après une inflammation plus ou moins vive et une fistule stercorale qui dure plus ou moins longtemps. (Obs. VI.)

Rectum. — Il peut être atteint soit par derrière, après lésion primitive du sacrum, soit sur les côtés ou en avant. Dans tous les cas, les matières fécales peuvent s'accumuler au-dessus du sphincter, et Dupuytren propose alors de le fendre largement. Ces plaies peuvent être faites sans qu'il y ait lésion du péritoine.

Foie. — Cet organe, en raison même de la large surface qu'il présente et de sa fixité, est assez souvent atteint. Les plaies par armes à feu y déterminent les lésions les plus variées, depuis un simple sillon creusé sur les bords ou une des faces du foie, jusqu'à l'éclatement complet de l'organe. Otis fait remarquer que l'ouverture d'entrée du projectile, lorsque celui-ci n'est pas animé d'une grande force, présente fréquemment une forme étoilée. Ce genre de lésions s'accompagne presque toujours d'un écoulement de sang, d'autant plus abondant que l'agent vulnérant atteint l'organe près du hile ou près de l'émergence des veines sus-hépatiques.

Les symptômes propres aux plaies du foie sont : la douleur avec irradiations vers l'épaule droite, vers l'appendice xiphoïde, l'ictère plus ou moins intense, la glycosurie ou l'albuminurie passagère.

Si le foie fait hernie, on doit se rappeler le cas de Macpherson qui jeta une ligature sur une portion du foie qui faisait hernie; la ligature tomba au bout de neuf jours et le malade guérit.

D'ailleurs, les cas de guérison de plaies du foie ne sont pas rares, et l'on est loin de nos jours de reconnaître la mortalité que les anciens leur attribuaient. Dans la thèse de Roustan, plusieurs cas de guérison sont mentionnés. D'après les statistiques de L. Mayer, la mortalité des plaies du foie par armes à feu serait de 13 pour 100.

Verneuil (Société de chirurgie, 31 oct. 71) cite un malade qui reçut une balle de revolver dans le lobe gauche du foie et eut un ictère consécutif; il ne fit pas de tentative d'extraction, et le malade guérit sans accident.

Enfin Follin dit que la guérison des plaies du foie a été souvent constatée à l'autopsie, et les travaux de Terrillon sur cet organe confirment cette opinion.

On le voit, le chirurgien aura pour lui des avis divers, et il s'inspirera des conditions de la plaie et de celles du malade, en mettant en pratique le traitement ordinaire des plaies pénétrantes de l'abdomen: repos absolu, opium, glace, etc.

Les accidents les plus redoutables, indépendamment des lésions multiples d'organes voisins, sont: l'hémorrhagie, la péritonite, et plus tard l'hépatite et les abcès du foie.

Vésicule et canaux biliaires. — Protégés par le foie, par leur situation profonde et leurs petites dimensions, la vésicule et les canaux biliaires sont rarement blessés. Dès qu'ils sont ouverts, il se produit un épanchement de bile dans l'abdomen, et le blessé succombe avec les symptômes d'une péritonite suraiguë. Les quelques cas de guérison rapportés par les auteurs ne sont pas assez nombreux pour alléger la gravité de ce pronostic.

Si toutefois il y a écoulement de bile à l'extérieur, qu'on n'oublie pas que, même dans des cas de plaie de la vésicule, la formation d'une fistule biliaire doit être considérée comme un mode de guérison, cette fistule pouvant elle-même se cicatriser. Lors donc que la bile s'écoule à l'extérieur, la plaie devra être pansée à plat et de manière à ne pas gêner le libre écoulement de ce liquide. (Follin et Duplay, t. V, fascicule 4,, p. 748.)

Rate. — Grâce à son petit volume, et à sa situation profonde, les plaies de cet organe sont fort rares, mais presque toujours compliquées de blessures des organes voisins (diaphragme, estomac, intestins, foie, reins, etc). Les lésions de ce viscère donnent lieu à des hémorrhagies abondantes qui sont souvent le point de départ de péritonites mortelles.

La mort est la terminaison la plus commune des plaies de la rate, mais cependant on a noté quelques cas de guérison. Otis cite le cas d'un soldat blessé à Sébastopol, et qui mourut quatre ans plus tard, à Guy's Hospital, d'une maladie de Bright. A l'autopsie on trouva une portion du projectile dans le parenchyme de la rate.

Les annales de chirurgie militaire nous fournissent d'autres exemples de guérisons de plaies de la rate, et les faits de splénotomie nous démontrent que cet organe n'est pas indispensable à l'existence. Quand la rate fait hernie, on entoure la partie herniée d'une forte ligature, et on pratique l'excision. (Cas de Patry et Berthier.)

Le traitement des plaies de ce viscère consistera à combattre l'hémorrhagie par des applications réfri gérantes, et l'administration de quelques styptiques (potions perchlorure de fer et à l'extrait de ratanhia), et à prévenir, par l'emploi des antiphlogistiques, le développement de la péritonite.

Diaphragme. — Les blessures du diaphragme coexistent ordinairement avec d'autres plaies des viscères abdominaux ou thoraciques. Les signes en sont variables et obscurs. Ce sont : une grande difficulté de la respiration, de l'anxiété précordiale, des inspirations fréquentes, une toux sèche, douloureuse, une douleur s'irradiant vers les épaules, l'aspect grippé de la face et surtout le rire sardonique (Marjolin, Dict. 30 vol.). Une simple ouverture de ce muscle, même par une balle de petit calibre, peut suffire pour déterminer dans la cavité thoracique le passage des viscères flottants du bas-ventre (Legouest). On prescrira le repos absolu avec la poitrine élevée, on appliquera un large bandage de corps, de façon que les inspirations soient limitées autant que possible, et à favoriser le relâchement des muscles abdominaux.

Reins. Uretères. — Les plaies des reins ont plus ou moins de gravité suivant que le péritoine a été ou non atteint; cette séreuse, comme on le sait, recouvre les reins en avant seulement.

Dans ces blessures, le malade accuse du côté lésé une vive douleur dans le testicule qui se rétracte parfois notablement. Si le péritoine a été atteint, il peut s'y faire un épanchement de sang ou d'urine toujours mortel d'après Follin; si le sang se répand autour de la blessure dans le tissu cellulaire sous-péritonéal, il peut se résorber ou subir les métamorphoses qu'éprouvent les épanchements sanguins.

Quand l'urine ne s'écoule pas au dehors, il faut débrider pour lui donner une issue. Les lésions des uretères n'ont rien de particulier à signaler et ne présentent pas de symptômes spéciaux.

Il en est de même du canal thoracique, du pancréas, du mésentère. Ruiset regardait les blessures de ce dernier viscère comme fatales.

Vessie. — La vessie développée par la présence de l'urine, ce qui est souvent le cas des combattants que la chaleur et la durée de l'action empêchent d'uriner (Larrey), vient prendre place dans la cavité abdominale. Elle est souvent atteinte par les coups de feu et ses blessures sont graves. Elle peut être lésée dans un point tapissé par le péritoine ou dans un point qui en est dépourvu. Si la balle a lésé le péritoine, il y a épanchement d'urine dans sa cavité, et à sa suite tous les accidents qui en dérivent, fatalement mortels en deux ou trois jours, dit Marjolin. Si les corps étrangers sont restés dans la vessie, ils peuvent donner lieu à des accidents semblables à ceux causés par la présence des calculs, et le traitement devient le même.

Si la balle est d'un petit calibre, elle peut sortir d'elle-même. Si elle est volumineuse, on a recours à l'extraction pratiquée à l'aide de l'orifice d'entrée, si ce moyen est possible, ou à une opération régulière. En tout cas les accidents sont à craindre, ils sont complexes (péritonite, infiltration d'urine et cystite) et emportent rapidement le malade.

Plaies du rachis. — Les balles qui vont produire des lésions dans cette région restent le plus ordinairement enclavées et sont fort difficiles à extraire. Sans compter les accidents inflammatoires qui leur sont communs avec toutes les autres plaies par armes à feu dans lesquelles les os sont fracassés, ces plaies produisent en plus des paralysies subites des parties situées au-dessous de la blessure. Mais on ne doit rien négliger pour faire l'extraction de ces balles, qui par leur présence seule peuvent comprimer la moelle; il faut aussi enlever les esquilles osseuses qui peuvent amener le même résultat fâcheux.

Si, malgré tout, la paralysie persiste, le blessé doit être condamné au repos absolu; mais quoi qu'on fasse, les plaies de cette sorte ne se cicatrisent presque jamais complétement, à cause de la suppuration osseuse qui envahit la colonne vertébrale.

Dans certains cas spéciaux, avant de rien toucher à la situation d'un blessé, il faut avant tout examiner le trajet fait par la balle. Le plus souvent, ce trajet présente deux ouvertures, une d'entrée et une de sortie. Il est fort important de les examiner toutes les deux ; nous en dirons donc quelques mots ici.

D'après Dupuytren, l'ouverture d'entrée est plus étroite, excepté si le coup a été tiré à bout portant, auquel cas celle-ci est fort large, et présente en même temps des bords mâchés et irréguliers, noircis par la poudre.

Selon Velpeau et Jobert, toutes les variétés de forme et de grandeur ont pu être observées. Pour nous, nous dirons qu'il y a souvent inégalité entre les deux ouvertures, et que cette inégalité est subordonnée aux conditions dans lesquelles la blessure est produite.

Nous avons aussi à examiner le mode d'action des grains de plomb. Or, il est bien différent, selon que le coup a été tiré de loin ou de près.

Si le coup a été tiré de loin, les grains de plomb se sont plus ou moins écartés les uns des autres, et l'on observe alors une infinité de petites blessures en général peu graves. Mais si, au contraire, le coup est parti de près, tous les grains ont pénétré ensemble par la même ouverture et ont fait balle. Ces blessures sont presque aussi dangereuses que celles qui sont produites directement par des projectiles uniques.

Enfin il est des cas où les grains de plomb incrustés dans les bords de la plaie ont permis d'affirmer à coup sûr que le coup a dû être tiré de fort près. On comprend combien est importante cette certitude dans certains cas de médecine légale.

De même si l'on rencontre la bourre dans la plaie, on peut affirmer que le coup a été tiré à bout portant, et, dans certaines conditions, c'est cette bourre seule qui a produit les ravages observés.

CONCLUSIONS.

Le pronostic sur les plaies pénétrantes de l'abdomen par arme à feu, en présentant une très-grande gravité, ne saurait commander trop de réserve au chirurgien.

Nous avons déjà dit que le diagnostic en lui-même présente de très-sérieuses difficultés; on se bornera le plus souvent à combattre les symptômes. Quant au traitement général, les règles absolues à suivre sont celles de toutes les plaies pénétrantes de l'abdomen : repos absolu, diète, prévenir les complications, la péritonite, la plus redoutable de toutes, par l'administration de narcotiques donnés par la voie stomacale et la méthode hypodermique, user largement des réfrigérants, et enfin mettre les malades, autant que possible, dans l'isolement.

Mais ici la plus grande difficulté s'élève, c'est dans les cas qui nécessitent une intervention.

Il est prudent de ne pas aller à la recherche de balle égarée dans la cavité abdominale, ou bien il faut agir le plus tôt possible (observ. VI).

S'il y a hernie de viscère, il faut tenter la réduction.

Lorsque l'intestin présentera une solution de continuité, on peut abandonner la guérison aux soins de la nature (nos observations justifient avec beaucoup d'autres exemples cette conduite), ou procéder à la ligature des deux bouts au moyen du *catgut*.

Enfin, si la présence de débris de corps étrangers ou d'esquilles osseuses vient compliquer la plaie, il faudra en débrider les bords pour extraire plus facilement ces corps étrangers (observ. VII, VIII).

En terminant, nous formulons l'espoir que les chirurgiens entreront, pour le genre de plaies qui nous occupent, dans une voie plus hardie, depuis surtout les résultats véritablement merveilleux obtenus par nos maîtres dans les hôpitaux, pour des opérations qui paraissaient autrefois si dangerenses et qui semblent aujourd'hui devoir leur immunité au pansement de Lister.

OBSERVATIONS.

Observation I.

Coup de feu dans la région iliaque droite ; guérison. (Observation recueillie par notre ami le Dr Conor, médecin militaire au 7e cuirassiers, dans l'hôpital de Versailles.)

Chesnel (Raymond-François), 20 ans, maréchal-des-logis. Constitution robuste, tempérament nerveux. Aucun antécédent héréditaire morbide. Entré le 8 avril, venant d'être frappé d'une balle sur le champ de manœuvre, à l'exercice du tir au révolver. Le froid lui ayant rendu un peu difficile l'usage de ses mains, il pria un de ses camarades de lui charger son arme. Celui-ci chargea en effet le revolver, mais sans avoir le soin de diriger le canon à terre. Le coup partit et la balle alla frapper le brigadier-fourrier, placé à environ 75 cent. de là, dans la région iliaque droite, à 6 cent. au-dessus du pli de l'aine, à 9 cent. en dehors de la ligne branche, à 8 cent. en dedans de l'épine iliaque antérieure et supérieure.

Vu sa position, le projectile a dû le frapper de dehors en dedans obliquement, c'est-à-dire, en se dirigeant vers la ligne blanche. Aussitôt après l'accident, un premier pansement fut appliqué, et c'est dans cet état que, une demi-heure après, le blessé arrivé à l'hôpital.

Durant le parcours, le malade éprouva dans le rectum une sensation semblable à celle que provoquent les selles (ténesme), puis une douleur vague le long du canal de l'urèthre, de même que dans la région du canal inguinal, se prolongeant jusque dans le testicule droit.

Etat actuel. Le malade ne paraît pas souffrir : ses traits ne sont pas altérés, le pouls est très-fréquent, presque insensible, la température notablement diminuée.

Interrogé sur ce qu'il a éprouvé, le malade dit que sa première sensation a été celle d'un léger coup de poing dans le ventre, et que ce n'est que la vue du sang qui l'a averti de sa blessure.

Quel est le parcours de la balle ? Telle est la première questi que dut se poser le chirurgien, qui supposa qu'elle pouvait av intéressé la vessie. Aussi pratiqua-t-il le cathétérisme, qui don un peu d'urine non colorée par le sang.

Le toucher rectal ne fit découvrir aucune lésion nouvelle. Do leur généralisée dans tout l'abdomen.

L'ouverture faite par le projectile aux parois de l'abdomen en forme de sillon horizontal, obliquement dirigé en dedans; il s'en écoule que quelques gouttes de sang.

Traitement. Diète, limonade glacée, 6 pilules d'extrait gomme d'opium à 25 milligr., et frictions mercurielles sur le ventre, rép tées toutes les quatres heures. Pouls 135.

Le 9 avril, 2e jour, matin. Grande prostration : la face ordinai ment colorée est pâle ; grande gêne dans la respiration, insomn soif ardente. Vers deux heures, vomissemants verdâtres. Le m lade ne peut rien prendre, il rejette la tisane. Pouls petit et tel ment rapide qu'on peut difficilement le compter. T. 37°,2. Ven ballonné, surtout dans la région hypogastrique, mais non tendu

Prescription. Quelques cuillerées de bouillon glacé, 4 pilul

Soir. Malgré ce traitement, la péritonite suit son cours, les v missements verdâtres, porracés, se répètent, le ventre est de plus plus en plus ballonné.

A la contre-visite, on prescrit deux nouvelles pilules.

Le 10, 3e jour, matin. On constate que la péritonite s'est gén ralisée, le *facies* n'est cependant pas grippé, les vomissements p sistent, le malade, qui est dans la prostration la plus complète, pas dormi ; il a eu pendant la nuit des hoquets continuels ; la co stipation est opiniâtre. P. 130, T. 37°,3. Même traitement.

Soir. Lavement avec eau de guimauve, administré avec de gran précautions; malgré cela, la constipation persiste, et le mala garde son lavement jusqu'au lendemain.

Le 11, 4e jour. Légère amélioration dans l'état général. Le m lade a goûté quelques heures de repos, la face est légèrement co gestionnée; pas de frissons. P. 114, T. 37°,3. Le ventre est tend le malade a eu deux ou trois vomissements porracés assez abo dants; constipation opiniâtre; nouveau lavement qui n'amène p de selles.

Les 12 et 13, 5e et 6e jours. L'état du malade semble empir Eructations nombreuses, vomissements verdâtres plus fréquen constipation toujours opiniâtre. Un lavement huileux donné avec une sonde œsophagienne introduite avec précaution à la hauteur de 30 centimètres amène une selle demi-dure et soulage le malade.

Le 14, 7e jour. Même état que la veille, pas de vomissements, une selle jaunâtre.

Le 15. Les vomissements n'ont pas reparu. Tapioca, lait, 4 pilules d'opium, et 2 lavements huileux.

Le 17, 10e jour. La constipation opiniâtre cède subitement. Une débâcle générale se produit; le malade a dans la matinée 7 ou 8 selles semi-liquides; malgré cela, l'état général est meilleur, le pouls est relevé (90 p.).

Le 18, 11e jour. L'amélioration se soutient; le ballonnement du ventre a notablement diminué, le malade a rendu beaucoup de gaz, et a eu quatre selles; la plaie abdominale ne laisse suinter aucun liquide.

Traitement. Une portion, confiture de coings; vin. Potion opiacée avec bismuth.

Le 19, 12e jour. Etat général toujours satisfaisant; mais le malade s'étant plaint que sa plaie jusque-là restée sèche coulait beaucoup, on s'empressa de la découvrir, et on constata que les draps et le matelas étaient mouillés par un liquide ressemblant à de la sérosité; l'appareil fut enlevé, il s'écoulait de la plaie, goutte à goutte, par un suintement continuel, un liquide qui n'était autre que de la matière fécale.

L'écoulement était lent, continuel; on le provoquait, soit en pressant sur le pourtour de la plaie, soit par les mouvements d'extension de la cuisse; néanmoins, le malade avait encore, ce même jour, plusieurs selles régulières.

Le 20, 13e jour. Les matières sortent toujours abondamment; deux selles. Diachylon autour de la plaie; poudre d'amidon sur le scrotum pour obvier à l'irritation cutanée.

Le 22, 15e jour. Le malade ayant dû prendre un bain de siége, on le sortit de son lit avec beaucoup de précautions; néanmoins, les matières fécales sortirent en jaillissant, par suite des mouvements imprimés au malade.

Le 23, 16e jour. Le pourtour de la plaie est vivement irrité; grande quantité de matières fécales dans le pansement.

Le 25, 18e jour. Amélioration sensible; selles diarrhéiques.

Le 27, 20e jour. La quantité de matières épanchées diminue de jour en jour.

Le 29, 22e jour. A peine le pansement est-il taché par une matière solide, jaunâtre; on établit la compression au-dessous de la plaie, entre celle-ci et le pli de l'aine.

Le 30, 23e jour. Le pansement est entièrement sec; la plaie n'a donné lieu à aucun écoulement; deux selles parfaitement normales.

Observation II (due à l'obligeance de notre ami le Dr Conor).

Coup de feu à l'hypochondre droit; hémorrhagie abondante; mort.

Le 29 novembre 1870, à l'attaque de l'Hay, M. de K..., lieutenant des mobiles du Finistère, reçoit un coup de feu qui l'atteint à l'hypochondre droit; l'ouverture de sortie du projectile est située un peu en dehors du rein gauche : le foie, l'estomac ont été traversés, le rein gauche doit lui-même être intéressé. Ce malheureux officier se roulait à terre, en proie à des douleurs atroces.

Le sang coulait abondammant par l'ouverture dorsale.

Cependant, le brave blessé ne perdit pas connaissance de suite et put encore avec un grand courage me confier quelques recommandations pour sa famille, pendant que je le faisais placer sur un brancard.

Transporté à l'ambulance de première ligne établie par la Société internationale, il y succomba deux heures après.

Obs. III (du même).

Coup de feu dans la région épigastrique suivie de mort à peu près instantanée.

Au même moment et presque au même endroit, le capitaine de G... recevait un coup de feu qui l'atteignait un peu au-dessous de l'appendice xiphoïde; la mort fut presque instantanée.

Comme il n'y avait pas de trou de sortie de la balle elle avait dû se loger dans la colonne vertébrale après avoir traversé l'estomac et l'aorte.

Ces deux officiers furent blessés n'étant pas à plus de 15 à 20 mètres de la tranchée ennemie.

Obs. IV (empruntée à notre ancien confrère et ami, le Dr Coustan, médecin de la marine). In Arch. de méd. navale (janvier, février, mars 1871, p. 109 et 110).

Luc, 21 ans, soldat d'infanterie de marine. Coup de feu (plaie pénétrante de l'abdomen). Péritonite traumatique. Entré le 15 octobre, mort le 21.

Ce militaire se trouvant en reconnaissance à Bondy, reçut un coup de feu à l'abdomen. La balle pénétra au niveau de l'hypochondre droit.

Au moment de l'arrivée du blessé à l'ambulance, on constate un ballonnement léger du ventre avec mobilité au palper, difficulté d'uriner. Pouls à 124 pulsations.

Le 17, anxiété de la respiration, stupeur du facies; vomissements bilieux abondants. Pouls à 120. Pas de selles.

Le 18, pas de sommeil, vomissements de bile de couleur foncée; urines fréquentes. Pas de selle, soif intense; facies grippé, pouls petit, misérable, fréquent, sueurs froides, suffusion ictérique de la face; tuméfaction du ventre.

Les accidents de péritonite allèrent en augmentant, à partir du 19 octobre : selles involontaires, abdomen de plus en plus douloureux, anxiété croissante, pouls de plus en plus misérable, sommeil nul, mort le 21.

Traitement. Opium; onctions mercurielles (larga manu) sur le ventre; limonade tartrique, glace, collodion riciné sur le ventre.

Obs. V (du même).

Coup de feu dans le flanc droit; complications pendant le cours du traitement de la blessure; entré le 15 octobre, sorti le 16 janvier.

Brosse, 28 ans, sergent d'infanterine de marine. Ce sous-officier étant en reconnaissance en avant de Bondy fut atteint, le 14 octobre, d'une balle à la partie inférieure de l'hypochondre droit, à deux centimètres environ au-dessus de la crête iliaque.

Au palper, on sentait une crépitation manifeste au niveau de la blessure ; c'était une simple crépitation des tissus.

Cette plaie d'une largeur de deux centimètres paraissait devoir se cicatriser en quelques jours ; la suppuration se tarissait rapidement, l'état général était très-bon, lorsque, le 25 octobre au matin, il y eut un accès de fièvre avec frisson initial.

Le soir nouvel accès. (Antécédents paludéens.) La suppuration de la plaie était bonne.

Le 27, vives douleurs à la partie supérieure et externe de la cuisse droite ; impossibilité de la mouvoir. Cet état dura vingt jours.

Les 19, 20 et 21 novembre, il se produisit dans l'aine droite un empâtement profond ; il n'y avait presque plus de suppuration sur la plaie. Mouvement fébrile tous les soirs, sans frissons.

Douleurs de la jambe droite augmentées.

Vertiges, faiblesse considérable, perte d'appétit.

Le 22, fièvre sans frisson initial, constipation.

Le 26, nouvel accès de fièvre, sans frissons, suppuration abondante par la plaie. Mêmes douleurs intolérables dans la cuisse remontant jusqu'au point d'émergence du nerf sciatique.

Même état les jours suivants.

Le 8 décembre, empâtement douloureux dans la fosse iliaque droite, s'étendant jusqu'à l'épine iliaque. Plus de fièvre.

Jusqu'au 25 décembre, rien de nouveau. Etat général meilleur.

Cependant, la plaie du ventre, qui suppurait tantôt abondamment, tantôt médiocrement, n'était le siége d'aucune douleur, et cet état local n'expliquait ni l'affaiblissement, qui allait toujours croissant, malgré l'administration de toniques sous toutes les formes, ni le manque d'appétit, ni les vertiges et les syncopes que le malade éprouvait quand il essayait de se lever.

Le 22, le blessé se plaint d'une vive douleur à la région lombaire droite ; en ce point, on constate la présence d'un vaste abcès. (Application d'un cautère à la poudre de Vienne, incision de l'eschare.)

Issue d'environ 300 grammes de pus d'odeur infecte.

Pendant près de huit jours, il s'écoula près de 3 à 400 grammes de pus par jour.

Il n'y avait rien du côté des reins ; pas de fièvre. L'appétit était bon, l'état général s'améliorait lentement; la suppuration de la plaie abdominale était tarie.

Pendant la première moitié du mois de janvier, suppuration tantôt abondante, tantôt faible, empâtement persistant autour de l'abcès.

Traitement général. Toniques sous toutes les formes.

Local. Injections d'eau d'orge, injection de décoction de quinquina, additionnée de quelques gouttes de teinture d'iode

La suppuration finit par disparaître, à peu près complètement, faisant place à un suintement roussâtre qui persiste malgré les injections.

Les forces paraissent revenir, quoique très-lentement.

Il n'y a pas de fièvre; l'estomac est fatigué, les digestions sont troublées par des douleurs gastralgiques fréquentes. Pendant la dernière quinzaine du mois de janvier, état stationnaire. L'intérieur de la poche paraît décollé sur une assez grande étendue; il existe sans doute une lésion osseuse.

Ces considérations font décider l'évacuation du blessé sur une des succursales de l'ambulance de la marine, pour qu'il puisse bénéficier d'un changement de milieu.

Obs. VI (recueillie à l'hôpital de la marine de Brest).

Plaie par coup de feu à l'abdomen; fistule stercorale; guérison.

Le 8 janvier 1867, Morel-Florent, âgé de 25 ans, soldat d'infanterie de marine, faisant partie d'une colonne expéditionnaire, près de Yang-Ku (Cochinchine), reçut d'assez loin à la région hypogastrique une balle qui suivit un trajet oblique à travers l'abdomen, après avoir traversé la giberne et un bidon en fer-blanc.

Deux jours après la blessure, la balle fut extraite, par une contre-ouverture pratiquée à la fesse gauche. Dans son trajet, la balle avait entraîné un morceau du bidon, qui ne fut extrait qu'un mois après par la contre-ouverture qui avait donné passage à la balle. Deux esquilles assez volumineuses et provenant sans doute du pubis, et plusieurs autres esquilles plus petites venues de l'os coxal gauche, furent successivement enlevées aux mois d'avril et de juin.

La balle que le malade a conservé est bosselée, irrégulière ; il semble qu'elle ait été lancée sous cette forme.

L'ouverture que ce projectile détermina au-dessus du pubis ne se ferma point : il en sortait constamment, surtout pendant les efforts de défécation, des matières fécales et des gaz, provenant sans doute de l'S iliaque ; il sort en même temps un peu de pus. On n'y a jamais constaté d'écoulement d'urine.

De retour en France, le malade rentra à l'hôpital le 30 juin 1867. A cette époque la contre-ouverture est cicatrisée. L'état général est bon. Au moment du pansement, des plumasseaux de charpie appliqués sur le pubis sont toujours imbibés de matières fécales liquides.

Le 24 août, on aviva au moyen des ciseaux et du bistouri les bords de l'orifice externe du trajet fistuleux, de manière à en tenter la réunion par un point de suture.

Rien de nouveau jusqu'au 29, époque où le malade eut un accès de fièvre assez fort.

Le 5 septembre, un bandage compressif avec pelote convexe est appliqué sur la fistule, dont on avait préalablement cautérisé les bords au moyen du nitrate d'argent.

Jusqu'au 15, les matières fécales cessèrent complétement de de s'écouler par la fistule.

Mais à partir de ce moment, les matières recommençèrent à couler au dehors. Le 19, un petit abcès se forma à côté de la fistule.

A partir du 1er octobre, on essaya les cautérisations au fer rouge, et il n'y eut presque plus d'écoulement de matières fécales ; mais le 22 il reparaît de nouveau. Un stylet introduit dans la fistule rencontre à 2 centimètres environ de l'orifice le corps du pubis dénudé et rugueux. A partir de cette époque, amélioration très-notable, quoique des matières fécaloïdes continuent toujours à s'écouler. Enfin le malade sortit pour quelques jours dans le courant de mai 1868.

Mais il rentra de nouveau le 17 du même mois. On constate alors que la plaie de sortie de la balle située dans la fosse iliaque externe gauche, qui jusque-là s'était tenue fermée, s'était subitement ouverte. Un stylet introduit par cette ouverture mit, dans une étendue de 16 centimètres environ, un trajet fistuleux oblique de haut en bas et de dehors en dedans. L'orifice antérieur continuait à donner passage à du pus mélangé de matières stercorales. L'état général est bon. Le 17 juin, le malade est désigné pour Barèges, où il resta environ deux mois.

Il rentre de nouveau à l'hôpital, et l'on constate que la plaie de la fosse iliaque est complétement cicatrisée et que celle de l'hypogastre est tellement oblitérée qu'elle ne permet même plus l'introduction d'un stylet ordinaire.

Obs. VII (recueillie à l'hôpital de la marine de Brest).

Coup de feu dans la région lombo-sacrée et pénétration dans l'abdomen à travers l'os iliaque, au niveau de l'épine iliaque supérieure et postérieure; guérison.

M. G... (Paul), officier à bord du *Jean-Bart*, se trouvait, le 15 juillet 1869, assis sur le pont du navire, lorsqu'il reçut à la partie supérieure de la fesse droite un fragment de balle du poids de 9 grammes environ (la balle ayant ricoché sur des carabines auparavant et s'étant brisée par le choc). Le projectile pénétrant obliquement, perfora probablement le côlon ascendant, et fut rendu trois jours après avec ses matières fécales. Le trajet de la balle semble être oblique vers la crête iliaque, puis il la suit pendant quelque temps. Les accidents consécutifs, et qui furent combattus à bord, furent une péritonite assez violente et des douleurs stomacales très-vives.

Lorsque le blessé entra à l'hôpital, la plaie présentait un assez bon aspect. Un stylet introduit dans le trajet fait sentir une esquille détachée très-probablement de la crête iliaque. L'appétit est bon, la digestion facile; en un mot l'état général est très-satisfaisant.

22 août, on retira une petite esquille.

Le 27. La peau est chaude, le front brûlant; le pouls est à 96 pulsations; la langue est blanche. Le malade éprouve des douleurs sourdes qui se propagent dans toute l'étendue de l'abdomen. Les selles sont difficiles par suite des efforts douloureux nécessités par la défécation.

Un stylet introduit dans la plaie fait sortir une certaine quantité de pus venant de la partie postérieure de la crête iliaque. La partie supérieure et interne de la cuisse droite aisni que la fesse du même côté sont le siége d'une hyperesthésie manifeste, ce qui semblerait démontrer que les nerfs génito-crural et fémoro-cutané externe ont été atteints par le corps vulnérant, d'autant plus qu'au commencement, il existait une sensation de poids à la partie supérieure de la cuisse.

Le 29. L'état général est meilleur : une certaine quantité de pus s'est écoulée librement pendant la nuit. Le sommeil a été bon ; les douleurs hypogastriques ont disparu.

2 septembre. Ces mêmes douleurs reparaissent ; en même temps, en renouvelant le pansement, on constate que celui de la nuit est fortement imbibé d'un pus clair, de couleur citrine.

Le 9. Il y a un léger mouvement fébrile.

Le 11. Légère diarrhée, gargouillement dans la fosse iliaque droite.

Le 14. On se décide à pratiquer un débridement de la plaie de 3 centimètres environ, pour faciliter la sortie des esquilles qui entretiennent la suppuration.

Le 19. La suppuration a déjà diminué. Une injection d'eau poussée dans ce foyer purulent revient presque limpide. Tout alla bien jusqu'au 18 octobre, où la suppuration reparut.

Le 28. On constate que, dans la direction supérieure et interne du trajet, l'extrémité de la sonde vient butter contre une esquille mobile qui paraît retenue en dehors et en haut.

Le 30. Il y a encore un léger mouvement fébrile.

Le 31. La nuit a été bonne ; la suppuration est un peu plus abondante, pouls plein, à 92 pulsations.

1er novembre. L'amélioration est manifeste. L'état général est aussi bon que possible. Les ouvertures nécessitées par le décollement assez étendu des téguments autour de la voie suivie par le projectile sont remplies de bourgeons charnus vivaces ; la suppuration s'écoule librement au dehors. Une sonde de femme, introduite à travers la perforation de la crête iliaque, tourne à sa face interne au milieu d'une petite cavité qui paraît se retirer chaque jour. La suppuration que cet instrument en rapporte est de bonne nature et sans odeur marquée. Les yeux de la sonde frottent à chaque nouveau passage (aller et retour) contre une petite esquille qu'ils attirent incomplétement et qu'on ne peut saisir. Elle paraît du reste s'effriter de plus en plus sous l'influence de cette mobilisation quotidienne. Les efforts d'inspiration du blessé font à peine refluer quelques gouttelettes de pus chaque jour plus réduites.

Le 15. On constate que les progrès de la cicatrisation se confirment chaque jour davantage ; la suppuration est très-peu abondante. L'état général est très-satisfaisant ; le malade se promène pour la première fois en plein air sans en éprouver rien de fâcheux.

Enfin, il quitte définitivement l'hôpital, le 20 du même mois. La suppuration est presque nulle.

Obs. VIII (recueillie par M. Challan, médecin major de 2e classe) (1).

Plaie pénétrante par arme à feu de la région ombilicale ; guérison.

X..., soldat au 128e d'infanterie, ivrogne et indiscipliné, avait été retenu au corps, après la libération de ses camarades de classe, pour y purger une punition de quinze jours de prison. Pris d'un violent accès de dépit, et peut-être encore sous l'influence des libations de la veille, il résolut de se tuer. En effet, profitant d'un moment d'isolement, il introduisit une cartouche dans son fusil Gras, prit la précaution d'adapter à la gâchette une ficelle formant anse, de manière, au besoin, à se servir du pied ; puis, se plaçant au côté droit, la crosse appuyée à terre, contre le pied de son lit, il appliqua la bouche de l'arme à 5 centimètres environ en dehors de l'ombilic, et s'abaissa pour presser la détente.

Le malheureux tomba, après cependant avoir déposé sur son lit l'arme dont il venait de faire un si triste usage.

8 août. J'étais alors à l'hôpital ; je fus immédiatement appelé et constatai ce qui suit :

Vaste brûlure, au 2e degré, de toute la paroi abdominale gauche ; de nombreux grains de poudre sont implantés dans l'épiderme du même côté. La bouche de l'arme avait sans doute bâillé et n'avait pas été appliquée, strictement serrée contre la paroi abdominale. L'ouverture d'entrée du projectile est petite, à 5 centimètres en dehors et à 2 centimètres au-dessus et à gauche de

(1) In Recueil de mémoires de médecine, de chirurgie et de pharmacie militaire, mars, avril 1879, p. 189.

l'ombilic, à bords irrégulièrement déchirés et rentrés en dedans, donnant une légère hémorrhagie. L'ouverture de sortie, quatre fois aussi large que l'ouverture d'entrée, est située à 6 centimètres en arrière de l'épine antérieure et supérieure, et à 4 centimètres au-dessous de la crête iliaque gauche. Les tissus avoisinants sont réduits en bouillie et donnent cependant lieu à une hémorhagie assez abondante. La portion comprise entre ces deux limites est complétement libre, fracturée en nombreuses esquilles d'un volume variable. La fracture s'étend, du reste, bien évidemment plus bas, la mobilité anormale se perçoit nettement à l'aide du doigt indicateur et semble avancer jusqu'au pubis, le long de la ligne iléo-pectinée.

Je pratique un large débridement qui me permet d'explorer facilement la plaie, d'enlever toutes les esquilles libres et de régulariser, à l'aide du sécateur, les fragments osseux dont il est possible d'espérer la consolidation, et dont les aspérités eussent pu blesser l'intestin.

En effet, on constate facilement, au fond de la plaie, les bosselures caractéristiques du côlon descendant, dont une portion fortement ecchymosée ne paraît cependant pas avoir été déchirée.

Les plaies sont soigneusement lavées à l'aide d'une solution phéniquée au 1/1000 ; l'ouverture d'entrée et la surface abdominale sont recouvertes d'une épaisse couche de ouate phéniquée, maintenue à l'aide d'un bandage de corps modérément serré, et le blessé est ainsi transporté à l'hôpital, où il est placé dans un cabinet particulier. J'ai soin de faire disposer une large planche sous ses matelas, de manière à obtenir, autant que possible, l'immobilisation des fragments osseux. Enfin, plusieurs cercles d'un gros tube de caoutchouc, maintenu sur le ventre à l'aide de quelques filets attachés au bandage, permettent de pratiquer l'irrigation immédiate, sans exposer à l'humidité. Comme prescription, dix pilules d'opium à 0,01 centigramme, une toutes les deux heures.

La journée se passe sans accidents notables ; le blessé se plaint seulement de douleurs vagues dans le ventre, qui paraît modérément météorisé ; il a uriné sans difficulté. Le pouls est fréquent, mais le thermomètre n'atteint pas 38°.

Le 7. La nuit a été bonne, sans agitation ; le blessé accuse les mêmes douleurs dans le ventre, des coliques violentes, suivies d'efforts de défécation, mais sans succès. L'abdomen est fortement météorisé. Le pouls bat 90 pulsations ; le thermomètre axillaire accuse 38° le matin, S. 38°4. Les pilules d'opium sont supprimées. Bouillon froid pour toute alimentation.

Le 8. Pas de changement appréciable. Le météorisme n'a pas augmenté ; la constipation persiste, malgré l'usage de plusieurs lavements huileux. Le blessé se plaint de violentes coliques et de douleurs fulgurantes dans la cuisse gauche qui ne lui permettent pas de dormir. Il regrette vivement, dit-il, sa criminelle tentative, pleure en parlant de sa mère, dont il est l'unique soutien, et sollicite anxieusement sa guérison.

L'état général est, du reste, satisfaisant. La température oscille entre 37°,4 et 38°. L'ouverture d'entrée se rétrécit, la surface brûlée est en pleine suppuration. L'ouverture de sortie suppure également. Quelques débris des tissus mortifiés sont enlevés à l'aide des pinces et des ciseaux.

P... Huile de ricin, 30 grammes, même pansement.

Une nouvelle dose d'huile de ricin est nécessaire pour amener enfin, dans la soirée, deux selles demi-molles, peu abondantes.

9 août au 22. La nuit suivante a été très-bonne ; les coliques ont disparu, la suppuration s'écoule abondante par l'ouverture de sortie.

Le météorisme diminue graduellement les jours suivants ; cependant la constipation persiste et nécessite l'usage, fréquemment renouvelé, d'une petite dose d'huile de ricin.

Tout mouvement fébrile a disparu, et l'état général se maintient aussi satisfaisant que possible.

La plaie de sortie bourgeonne activement et se rétrécit à vue d'œil ; l'ouverture d'entrée est fermée et la surface abdominale cicatrisée.

M. le médecin inspecteur Brault, en visite d'inspection à Givet, assure la guérison, et le blessé, tranquillisé par cette affirmation, perd toute inquiétude. Il demande à être transporté dans la salle commune, au milieu de ses camarades.

7 septembre. J'abandonne le blessé pour me rendre aux grandes manœuvres.

A cette époque, la suppuration est encore abondante par l'ouverture de sortie ; l'état général est très-satisfaisant.

X.... mange deux portions, n'a plus de fièvre, a ses selles régulières et n'accuse d'autre douleur qu'une sensation d'engourdissement de tout le membre inférieur gauche.

Il a repris toute sa gaieté habituelle, dort bien et passe ses journées à jouer avec ses camarades d'hôpital.

1er octobre. A mon retour, le blessé est debout.

L'ouverture de sortie est presque complétement fermée ; seul un trajet fistuleux donne encore issue à une suppuration insignifiante. La cicatrice est fortement déprimée, constituant une sorte d'infundibulum, au fond duquel on constate une large perte de substance osseuse. La marche est pénible ; il n'y a cependant pas de raccourcissement du membre, et la claudication paraît ne devoir pas persister.

Le 27. Diverses circonstances ayant amené mon départ de l'hôpital de Givet, il ne m'a pas été permis de suivre ce blessé, mais j'ai appris de mon successeur, M. le médecin-major Someiller, que sa sortie a été prononcée. Cet homme jouissant alors de son congé de libération, la question de réforme n'a pas été agitée.

Réflexions. — Faut-il admettre une plaie pénétrante de l'abdomen ? La nature même de la blessure, la situation des ouvertures d'entrée et de sortie, la forme cylindro-cônique du projectile sont certainement de nature à autoriser ce diagnostic. « Les balles sphériques contournent quelquefois les parois abdominales et y suivent un trajet qui peut faire supposer une plaie pénétrante ; les balles cylindro-côniques ne donnent pas lieu, dit M. le médecin-inspecteur Legouest, à de pareilles blessures. »

Chez notre blessé, cependant, le gros intestin, côlon descendant, paraît avoir été atteint ; il n'a pas été déchiré, mais au moins fortement contusionné. Il présentait des taches ecchymotiques caractéristiques, et la paralysie dont il a été le siége pendant une huitaine de jours, comme aussi le météorisme abdominal ne sauraient permettre de doute à cet égard. Mais le péritoine a-t-il été déchiré ? Cela me paraît probable, je n'ose pas l'affirmer cependant, parce qu'il n'y a pas eu de péritonite et aussi parce que la position oblique de l'arme a peut-être permis au projectile de se présenter obliquement lui-même, et de glisser sur le péritoine, sans pénétrer dans sa cavité. Parmi les 3,690 cas de plaies dites *pénétrantes par coup de feu*, constatées pendant la guerre de la rébellion aux États-Unis, 19 seulement, rapporte M. Chauvel, sont signalées sans *lésion viscérale connue*.

« Dans les plaies pénétrantes de l'abdomen, ajoute notre savant collègue, les pénétrations et perforations simples, sans lésions viscérales, sont possibles, mais elles sont très-rares, et la plupart des exceptions apparentes sont explicables par ces deux conditions : 1° le trajet de l'arme ou du projectile est en dehors de la cavité où il semble placé ; 2° la cavité a été réellement traversée, mais l'absence d'épanchement et la facilité de la guérison ont permis de méconnaître la lésion viscérale. »

Il est permis de ranger notre sujet dans cette deuxième catégorie d'exceptions ; permis également d'admettre qu'il est un des rares heureux échappés à la mort. Chauvel rapporte, en effet, que sur 54 cas de plaies pénétrantes de l'abdomen ayant intéressé soit les vaisseaux, soit l'épiploon, soit le mésentère, 47 ont été suivis de mort et 7 seulement de guérison, soit une mortalité de 87 0/0. J'ai vu moi-même, pendant la guerre contre l'Allemagne, un certain nombre de plaies pénétrantes de l'abdomen par coup de feu ;

je n'en connais aucune qui ait été suivie de guérison.

Si cependant on peut croire que chez notre blessé la position oblique de l'arme, directement appliquée sur le ventre, a pu faciliter le glissement, sans pénétration, du projectile sur le péritoine, le fait suivant, très-analogue au précédent, paraît infirmer cette supposition.

Obs. IX. — Dans la nuit du 7 au 8 juillet fut apportée, à l'hôpital militaire de Sétif, le nommé Mohamed ben-Ahmed, du 3e régiment de tirailleurs indigènes. Il venait, lui aussi, de se suicider à l'aide de son fusil Gras, directement appliqué sur le ventre, et avait survécu seulement une heure à sa blessure.

L'autopsie a montré les lésions suivantes : ouverture d'entrée à quatre travers de doigt au-dessus et en dedans de l'épine iliaque antérieure et supérieure droite, large de 5 millimètres environ. La peau avoisinante, dans une étendue de 5 centimètres, est noire, sèche, parcheminée ; ouverture de sortie beaucoup plus large, à bords déchirés, située un peu au-dessus et à gauche de l'orifice anal. La cavité péritonéale ne renferme qu'une petite quantité de liquide noir, constituée en majeure partie par du sang. L'intestin grêle a été déchiré en douze endroits ; sur trois points la section transversale est complète. Le rectum a été en quelque sorte labouré par le projectile, qui a détruit sa paroi sur une grande étendue. La paroi postérieure de la vessie est éraillée, mais non perforée. Le coccyx est fracturé en nombreux fragments, qui sont séparés et implantés dans les parties molles avoisinantes. (In registre des autopsies.)

Ces deux suicides ont la même origine ; dans les deux cas, la même arme, contenant le même projectile, a été directement appliquée sur la paroi abdominale. En dehors du point d'application de la bouche du canon, il n'y a qu'une différence probable. Dans le premier cas, l'arme paraît avoir bâillé : la brûlure, en effet, n'existait que sur le côté gauche de l'ouverture d'entrée. Dans le second cas, l'arme paraît avoir été strictement appliquée contre la paroi abdominale ; la brûlure était constatée tout autour de l'ouverture d'entrée.

Est-ce là qu'il faut trouver la cause d'immunité dont a, peut-être, bénéficié notre premier blessé? Quoi qu'il en soit, cette immunité est une exception qui méritait d'être signalée.

Paris. — A. PARENT, imp. de la Faculté de Médecine, r M.-le-Prince 29-31.

www.ingramcontent.com/pod-product-compliance
Ingram Content Group UK Ltd.
Pitfield, Milton Keynes, MK11 3LW, UK
UKHW021028180726
13838UKWH00004B/1674